MÉMOIRES

SUR

L'HYDRO-SULFATE SULFURÉ D'AMMONIAQUE,

SUR LE THÉ DE JAMES

(*ledum latifolium*),

ET SUR L'ALTHEÏNE;

PAR Louis BACON,

Pharmacien, Professeur à l'Ecole secondaire de Médecine, Membre de l'Académie royale des Sciences, Arts et Belles-Lettres, et de la Société de Médecine de Caen; Membre honoraire de la Société Linnéenne de Normandie; Membre correspondant de l'Académie royale de Médecine et de la Société de Pharmacie de Paris; de la Société de Médecine, Chirurgie et Pharmacie du département de l'Eure, etc.

CAEN,

IMPRIMERIE DE BONNESERRE, RUE FROIDE.

1826.

DISSERTATION

SUR L'HYDRO-SULFATE SULFURÉ D'AMMONIAQUE,

Lue à l'Académie Royale des Sciences, Arts et Belles-
Lettres de Caen, le 17 juin 1823. *

I. L'HYDRO-SULFATE sulfuré d'ammoniaque
formé, comme son nom l'indique, par la com-
binaison du soufre, de l'acide hydro-sulfurique
et de l'ammoniaque, est le produit de la distillation du sel ammoniac avec la chaux et le
soufre. Ce sel est un des plus remarquables sous
le rapport des éléments qui entrent dans sa
composition, aussi bien que par la propriété
qu'il présente seul, entre tous les sels à l'état
solide, de répandre des vapeurs à l'air.

II. Il a été absolument inconnu aux anciens.

* Cette Dissertation fait partie des Mémoires de l'Académie royale des Sciences, Arts et Belles-Lettres de
Caen.

Robert Boyle, savant médecin, physicien et chimiste, qui vivait à la fin du XVIIe. siècle, paraît en avoir parlé le premier. Béguin (*Tirocinium chemicum*), Frédéric Hoffmann dans ses *observations chimiques*, etc., se sont successivement occupés de ce sel. Mais c'est à l'illustre auteur de la statique chimique, que l'on doit la connaissance de ses principes constituants, et au savant et modeste Vauquelin les données qui ont conduit à la théorie de sa préparation.

III. Il a porté successivement les noms de *liqueur fumante de Boyle, de Béguin, d'Hoffmann;* on l'a aussi nommé *foie de soufre volatil, foie de soufre alcalin volatil.* A l'époque de la nomenclature méthodique (mai 1787), il reçut la dénomination de *sulfure d'ammoniaque.* Dix ans après, Berthollet ayant reconnu qu'il contenait de l'hydrogène, l'appela *sulfure hydrogéné d'ammoniaque.* On l'a désigné aussi successivement sous les dénominations *d'hydro-sulfure d'ammoniaque, d'hydro-sulfure sulfuré d'ammoniaque,* et aujourd'hui on le nomme *hydro-sulfate sulfuré d'ammoniaque.* Il est décrit le plus ordinairement sous le nom de *liqueur fumante de Boyle.*

IV. On le rencontre dans les fosses d'aisances où il est le résultat de la décomposition des matières fécales. Je l'ai trouvé dans le pus ou la matière qui découle de certaines plaies et particulièrement du cancer.

V. Malgré l'abondance avec laquelle la nature présente ce sel, comme il s'y trouve rarement à l'état de pureté et qu'on ne connaît aucun moyen de l'en extraire, il est constamment le produit de l'art.

VI. Pour l'obtenir, on mêle dans un mortier de verre, et en différentes fois, une partie de sel ammoniac, une partie de chaux et demi-partie de soufre. On introduit ce mélange dans une cornue de verre parfaitement sèche, munie d'une allonge et d'un flacon à trois tubulures, auquel on adapte un tube droit très-élevé, et l'appareil de Wolf : le tout ayant été convenablement luté, on distille au fourneau de réverbère en augmentant successivement le feu jusqu'au rouge.

VII. A peine la cornue éprouve-t-elle l'action de la chaleur que l'air des vaisseaux se dégage ; il est mêlé de gaz ammoniac ; un liquide jaune d'abord, puis orange, vient se rendre par gouttes dans le récipient. Le col de la cornue et l'allonge se recouvrent d'une couche de soufre dont une partie est entraînée par le liquide qui le dissout en peu de temps. La matière qui s'est attachée au col de la cornue et à l'allonge ne paraît pas être du soufre pur ; elle est grise,

(6)

jaune ou rougeâtre; elle contient évidemment
de l'hydro-sulfate sulfuré d'ammoniaque.

VIII. Si l'on fractionne les produits liquides,
on remarque qu'ils présentent entre eux des
différences remarquables. Le premier est jaune,
d'une odeur vive, ammoniacale; il répand des
vapeurs à l'air; le second, de couleur rouge
orange, a une odeur moins vive; il est moins
ammoniacal, il n'est point fumant; le troisième,
d'une couleur rouge intense, est également
privé de cette propriété.

Ces trois produits étant réunis, constituent ce
que l'on connaît sous le nom de liqueur fumante
de Boyle.

IX. L'eau du premier flacon est saturée
d'ammoniaque; elle contient également un peu
d'hydro-sulfate sulfuré d'ammoniaque qu'elle a
entraîné avec elle.

X. Le résidu de la distillation ne forme qu'une
masse; sa couleur est grise à la partie supé-
rieure, et blanche en dessous : il attire l'hu-
midité de l'air.

XI. Voici comment, dit le savant professeur
Orfila, on peut concevoir les phénomènes de
cette opération. L'acide hydro-sulfurique qui
compose en majeure partie la liqueur fumante
de Boyle paraît s'être formé aux dépens de
l'hydrogène de l'acide hydro-chlorique de

l'hydrochlorate d'ammoniaque qui s'est décomposé. La chaux décompose l'hydrochlorate
d'ammoniaque, met l'ammoniaque à nu , et se
transforme en hydrochlorate de chaux ; l'acide
hydrochlorique et une portion de chaux (oxide
de calcium) sont décomposés , le soufre qui fait
partie du mélange s'empare, d'une part, de
l'hydrogène de l'acide pour former de l'acide
hydro-sulfurique qui s'unit avec l'ammoniaque ;
il se combine d'une autre part avec l'oxigène
de l'oxide de calcium pour donner naissance
à l'acide sulfureux ou à de l'acide sulfurique ;
le chlore et le calcium s'unissent et constituent
le chlorure qui forme la majeure partie du résidu ; enfin, une autre portion de soufre se porte
sur de la chaux non-décomposée et la transforme
en sulfure de chaux.

XII. Les produits liquides, diffèrent entre
eux , comme je l'ai dit ci-dessus , et par la couleur et par l'alcalinité et sur-tout par la propriété
de répandre des vapeurs blanches à l'air. La
liqueur qui résulte du mélange de ces trois
produits présente cette dernière propriété. Il
s'ensuit de là qu'elle paraît appartenir particulièrement au premier produit, c'est-à-dire à celui
qui est le moins chargé en couleur et qui est le
plus ammoniacal et le moins sulfuré, puisqu'elle
disparaît à mesure que l'opération avance, à

mesure que le liquide devient moins ammoniacal et plus sulfuré. S'il en est ainsi, la liqueur fumante de Boyle doit perdre sa propriété de fumer à l'air en y ajoutant du soufre, et c'est aussi ce qui arrive : la liqueur acquiert une couleur rouge intense.

XIII. M. le professeur Thénard, dans son *traité de chimie*, M. Orfila (*Eléments de chimie médicale*), disent qu'il faut agiter le liquide que l'on obtient avec du soufre en poudre pour avoir la liqueur fumante de Boyle; d'un autre côté, Berthollet, les savants rédacteurs du *Codex medicamentarius* (Paris, ann. 1818), M. Vauquelin, dans son beau Mémoire sur les sulfures alcalins, gardent le plus profond silence à cet égard. Quand à moi, s'il m'est permis d'émettre mon opinion après celle des célèbres chimistes que je viens de citer, je pense que, quoiqu'il soit bien connu que la liqueur fumante de Boyle ait la propriété de dissoudre le soufre, je pense, dis-je, que l'addition de ce corps est nuisible à cette préparation, puisqu'elle lui fait perdre sa propriété la plus remarquable, celle de fumer à l'air; cependant cela n'est vrai qu'autant qu'elle n'existe qu'à l'état liquide.

XIV. La liqueur fumante de Boyle dans l'état où elle a été obtenue par ce chimiste, et telle aussi que je l'ai obtenue moi-même, doit être, je crois, considérée comme un sous-hydro-sulfate sulfuré d'ammoniaque, ou plutôt comme un hydro-sulfate sulfuré d'ammoniaque non saturé de soufre; elle est incristallisable, d'un jaune brun, d'une consistance huileuse, d'une saveur et d'une odeur fétides, désagreables; mise en contact avec l'air, elle répand des vapeurs blanches très-épaisses.

XV. Si on la sature de soufre, elle passe à l'état d'hydro-sulfate sulfuré d'ammoniaque; elle acquiert la propriété de cristalliser. A cet effet, on la conserve dans des flacons entièrement pleins, à une température de 8 à 10°. R; les cristaux se forment ordinairement en peu de temps; ce sel a pour caractères :

1°. Couleur jaune orange;

2°. Odeur ammoniacale fétide;

3°. Saveur âcre, piquante, désagréable;

4°. Il cristallise en prismes à quatre pans terminés par un biseau;

5°. Il est demi-transparent;

6°. Il répand des vapeurs blanches à l'air; il s'y humecte sans tomber en déliquescence, il y perd sa transparence et y prend l'aspect du soufre; dans cet état il est décomposé;

7°. Il est très-soluble dans l'eau; ce dissolutum se décompose instantanément;

8°. Il donne une poudre d'un jaune de soufre ;

9°. Les acides en précipitent du soufre et en dégagent de l'acide hydro-sulfurique ;

10°. La potasse en dégage de l'ammoniaque.

XVI. A l'état de liqueur fumante de Boyle, on emploie l'hydro-sulfate sulfuré d'ammoniaque comme réactif ; on s'en sert dans les manufactures de porcelaine pour changer et modifier les couleurs des oxides métalliques. En médecine, « on l'administre, dit Schwilgué, à « l'état liquide, et étendu dans de l'eau su- « crée..... Sa dose est d'une à plusieurs gouttes : « L'action excitante de ce composé est très- « marquée ; il produit facilement le vomissement. « On a vu quatre à cinq gouttes renouvelées « deux à trois fois par jour, occasionner un « malaise, des vertiges, diminuer la fréquence « du pouls, etc. : on voit évidemment d'après « cela, combien son administration exige de « prudence. »

A l'état cristallin, l'hydro-sulfate sulfuré d'ammoniaque n'a point encore été employé. (1)

____

(1) *Nota.* Il a été fait un rapport favorable sur ce Mémoire à l'Académie royale de Médecine, section de Pharmacie, par MM. Robiquet et Henry, qui ont été chargés de l'examiner.

NOTICE

SUR L'ANALISE DU THÉ DE JAMES

(*ledum latifolium*). *

L'ARBUSTE qui fournit ce thé appartient à la famille des rhodoracées de Jussieu, décandrie monogynie de Linné, et est fort employé dans l'Amérique septentrionale pour remplacer le thé de la Chine. Ce thé, qui est aussi connu sous le nom de thé de Labrador, nom qui lui a été donné, parce que cet arbuste croît en cette contrée, est un buisson haut de trois pieds, à feuilles ovales oblongues, à bords roulés, fermes, entières, jaunâtres en dessous ; fleurs blanches en corymbes terminaux. Il se plaît dans les lieux humides, ombragés et froids, les terrains sablonneux, ceux où il y a des bruyères. L'infusion de ce thé, selon M. Bosc, est agréable, pectorale, excitant une faim fort active. M. Bacon, après de nombreuses expériences faites sur ce thé, au moyen de divers réactifs, a trouvé les résultats suivants :

* Extrait de l'Indicateur Médical.

Le Thé de James contient :

1°. De l'eau ;

2°. Du ligneux ;

3°. De la résine verte ;

4°. De la cire ;

5°. Du tannin ;

6°. De l'acide gallique ;

7°. Une matière amère ;

8°. Un principe odorant ;

9°. Une substance animale ;

10°. Une matière gommeuse ;

11°. Un sel à base de potasse ;

12°. Un sel à base de chaux ;

13°. Du sulfate de potasse ;

14°. Du muriate de potasse ;

15°. Du phosphate de chaux ;

16°. De la silice.

Le thé de James peut être cultivé en pleine terre, servir d'ornement à nos jardins, et remplacer le thé de la Chine avec avantage. Il appartient à une famille de plantes dans lesquelles on a trouvé des principes qui établissent la conformité entre elles, et prouvent l'analogie qui existe entre les caractères extérieurs des végétaux et leur composition chimique.

Le thé de James n'est pas de la même famille que celui de la Chine, qui est rangé parmi les citronniers ; mais il appartient à une série de plantes très-naturelles, qui contient un stimulant, comme le prouvent les essais faits par M. Bosc.

Il existe dans le thé un principe stimulant, ainsi que dans le *ledum latifolium*, qui diffère du véritable thé par un principe résineux abondant, auquel on doit sans doute attribuer sa propriété excitante ; il faut alors une moindre dose pour produire le même effet.

C.

NOTE SUR L'ALTHÉÏNE.

J'AI découvert cette substance le 30 mars 1824. Je l'ai retirée de la guimauve (*althœa officinalis*, L). L'althéïne se trouve dans la racine de cette plante unie ou combinée avec l'acide malique avec lequel elle forme un sel cristallisable. Je ne décrirai point maintenant les expériences auxquelles j'ai soumis le végétal d'où j'ai extrait ce sel. Je me bornerai à indiquer les résultats de mon travail.

La racine de Guimauve contient :

1°. De l'eau ;

2°. De la gomme ;

3°. Du sucre ;

4°. Une huile grasse ;

5°. De l'amidon ;

6°. Une matière blanche, transparente, ni acide, ni alcaline, cristallisable en octaèdres, encore peu connue ;

7°. Du malate acide d'althéine ;

8°. De l'albumine ;

9°. Du ligneux ;

10°. Différents sels.

Les procédés que j'ai employé pour obtenir l'eau, l'albumine, etc., sont connus, je me bornerai à faire mention de celui au moyen duquel j'ai découvert l'althéine.

Procédé pour obtenir l'Althéine.

On traite par l'alcool bouillant l'extrait aqueux de racine de guimauve obtenu au moyen de l'eau froide ; l'alcool dissout le malate acide d'althéine, l'huile, etc.; on réunit toutes les décoctions alcooliques ; elles se troublent par le refroidissement ; on décante, on traite par l'eau le dépôt cristallin qui s'est formé ; on filtre le solutum aqueux, on le fait évaporer à une douce chaleur jusqu'à consistance sirupeuse, et on le met à cristalliser. On obtient des cristaux qu'on lave avec une petite quantité d'eau pure pour les séparer de la matière jaune qui les salit, et on les fait sécher sur un papier. Ainsi purifiés, ces cristaux, vus à l'œil nu, affectent la forme de grains, d'aiguilles, de barbes de plume ou d'étoiles ; vus à l'aide du microscope, ils présentent des hexaèdres ; ils sont d'un verd d'émeraude magnifique ; transparents, brillants ; d'une eau, d'une netteté remarquables ; inodores, inaltérables à l'air ; ils rougissent le papier de tournesol ; ils sont solubles dans l'eau et insolubles dans l'alcool.

La solution aqueuse de ces cristaux, traitée à froid par la magnésie et filtrée, rétablit la couleur du tournesol rougie par un acide et verdit le sirop de violettes.

Pour obtenir l'althéïne en solution, on évapore la liqueur et on la fait cristalliser. L'althéïne cristallise facilement.

Propriétés de l'Althéïne.

L'althéïne cristallise en hexaèdres réguliers, ou en octaèdres rhomboïdaux ; elle verdit le sirop de violettes et rétablit la couleur bleue du tournesol rougi par un acide ; elle est transparente, d'un verd d'émeraude, brillante, inodore, peu sapide, inaltérable à l'air, très-soluble dans l'eau, insoluble dans l'alcool, soluble dans l'acide acétique avec lequel elle forme un sel cristallisable, etc.

OUVRAGES DU MÊME AUTEUR.

———

Tableau Synoptique des Acides, 3 feuilles in-folio, Caen, 1824, F. Poisson, imprimeur; Paris, Louis Colas fils, libraire, rue Dauphine, n°. 32.

Il a été rendu un compte avantageux de ces tableaux à l'Académie royale de Médecine, et à la Société de Pharmacie de Paris.

Tableau Synoptique de la solubilité des sels médicinaux, 1 feuille, Caen, 1825, F. Poisson, imprimeur ; Paris, Louis Colas fils, libraire, rue Dauphine, n°. 32.

Ce tableau présente les synonymies chimique et pharmaceutique des sels employés en médecine, la quantité d'eau et d'alcool nécessaires à leur solution, à divers degrés de température; on y trouve aussi les sels insolubles. On y a joint des observations, des notes, un vocabulaire. Il est spécialement destiné aux élèves en médecine, en chirurgie et en pharmacie.